AF461743

DISSERTATION SUR LES EAUX ET LE SEL DE SEDLITZ EN BOHEME.

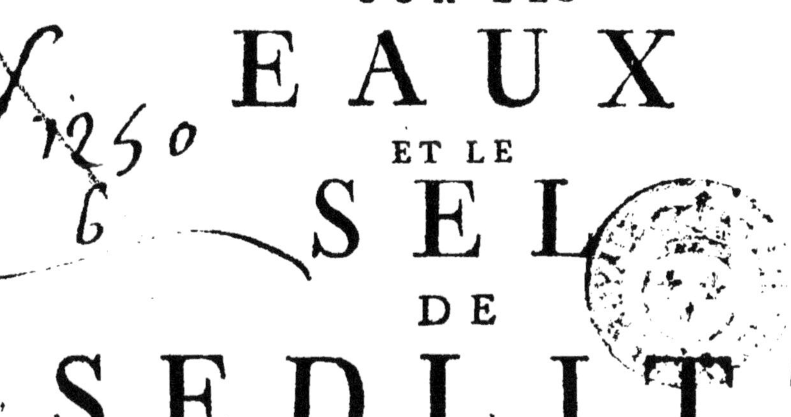

TRADUITE DU LATIN DE

Msr. FRED. HOFFMANN,

Médecin de Sa Majesté le Roi de Prusse, Professeur dans l'Université de Hall, & Membre de la Société Roïale des Sciences de Londres; avec quelques Additions tirées d'une Traduction Allemande & approuvées par l'Auteur.

A BASLE,

Chez JEAN CHRIST.

MDCC XL.

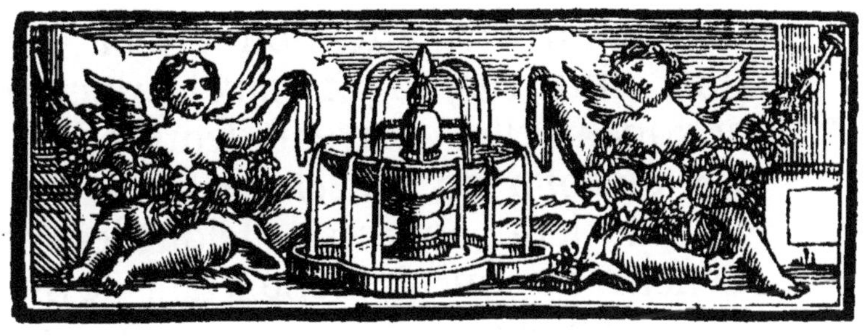

§. I.

Les Eaux Médicinales sont un excellent présent du Ciel.

ON peut bien dire, que la Bonté infinie de Dieu a repandu par tout ſur la face de la Terre une infinité de choſes, qui ſervent au bien & à la ſanté de l'Homme, & que s'il a rendu nôtre corps ſujet à bien des accidens facheux & à quantité de maladies, il nous a fourni d'un autre côté par tout de riches tréſors de toutes ſortes de médicaments; n'y aïant aucun endroit où l'on ne rencontre des remèdes pour toutes ſortes de maladies, quelles qu'elles ſoient. Mais il n'y a rien qui nous préſente des traits plus marqués de cette Providence bienfaiſante de Dieu, que les admirables vertus des Eaux Médicinales, qu'on trouve preſque dans tout païs. Car ſoit qu'on conſidére leur excellente & générale utilité,

 ſoit

soit qu'on fasse attention à leur origine surprenante & aux principes auxquels elles doivent leurs effets, soit qu'enfin on réflêchisse sur la durée de leurs sources, lesquelles ne cessent de fournir depuis tant de Siécles, on ne peut qu'admirer & adorer également la Bonté, la Toute-puissance & la Sagesse de celui qui les a formées.

§. II.

On doit sur-tout y admirer deux choses. 1. qu'elles ne charient rien qui ne soit salutaire.

Mais on trouve surtout dans la consideration des Eaux Minerales deux choses, qui meritent une attention & une admiration particulière. L'une est, que ces Eaux ne contiennent rien & ne renferment aucun principe, qui ne soit utile à la santé de l'homme & qu'elles ne se chargent dans leur cours d'aucune partie soit metallique, soit saline qui puisse lui faire le moindre tort. Car c'est une chose connuë, que les entrailles de la Terre sont remplies en plusieurs endroits de veines de Cuivres & autres Métaux. Mais quoique ces Métaux puissent facilement être fondus par differens sels; on n'en sauroit trouver la moindre particule ni dans les Bains chauds, ni ni dans les Eaux qu'on appelle aigrelettes ni dans aucune autre Eau médicinale. Il n'y a de même aucun lieu de douter, que les Eaux Minerales ne passent souvent par des Montagnes où il y a de l'Alun, du Vitriol, de l'Antimoine, de l'Arsenic, de la Calamine & d'autres Fossiles malfaisans & vénimeux. Cependant on sait & par l'expérience & par l'Analyse la plus exacte de ces Eaux, qu'elles ne se chargent d'aucune partie de ces venins. Et quoique certaines Personnes, qui n'ont aucune connoissance exacte de ce que sont les Eaux Minerales & qui n'en ont étudié la qualité & les effets que superficiellement, se soient imaginées que ces Eaux contenoient du Cuivre & du Vitriol de Mars, il n'en est pourtant absolument rien dans le fond; puisque ni par l'évaporation la plus lente, ni par aucune autre operation chymique on n'en sauroit rien tirer de pareil: outre que ce Sel fixe vitriolique, s'il s'y trouvoit, ne pouvant, à raison de sa qualité astringente, que nuire aux parties de nôtre corps qui sont nécessaires à la vie, ne manqueroit point à se faire connoître bientôt par ses funestes effets. L'autre

2. Que leurs principes sont toûjours dans la même proportion.

chose qui semble surpasser l'entendement de l'Homme, est, que ces Eaux salutaires sont toûjours au même titre, pour ainsi dire, & qu'on trouve constamment la même proportion dans leurs principes, ou dans leurs ingrédiens; tellement que soit en Hiver, soit en Eté, une Livre de ces Eaux laisse toûjours, après l'évaporation, la même quantité & de Sel & de terre.

§. III.

Principes dont les Eaux Minerales sont composées.

L'Experience journaliére nous apprend encore & tous les Chymistes & Médecins conviennent, qu'il n'est point de remède plus utile & plus assûré pour la guèrison des Maladies & en particulier de celles qui sont longues & opiniâtres, que les diverses espèces de Sels; & sur-tout ceux qu'on nomme Alcalis & Neutres, ou Mixtes. Comme donc les Eaux Minerales contiennent une assés grande quantité de ces Sels bienfaisans, jointe avec une portion de terre alcaline, qui tient du fer, & à un esprit sulfureux fort subtil & fort pur, principalement dans celles qu'on nomme aigrelettes; on voit encore d'autant mieux en cela très clairement

ment la bonté de l'Auteur de la Nature & les ſoins qu'il a pris de pourvoir au bien de l'Homme. Il eſt vrai que bien des gens ſont dans cette fauſſe opinion, que les Eaux aigrelettes contiennent des acides & par cette raiſon, les déconſeillent, à cor & à cri, à pluſieurs Malades, auxquels elles feroient pourtant un bien infini. Mais j'ai été des prémiers à faire voir, il y a déja pluſieurs années, & j'ai prouvé ſolidement, que ni dans les Eaux aigrelettes, ni dans les Bains chauds on ne ſauroit trouver aucun acide: & qu'ainſi on doit tenir généralement pour certain, que dans toutes les Eaux Minerales, où qu'en ſoit la ſource, c'eſt l'Alcali qui domine: Car non ſeulement elles fermentent avec tous les acides, tant du genre mineral, que du genre végétal, tels que ſont les Eſprits de Vitriol, de Nître, ou de Sel, le jus de Citron, les Vins acides & autres, par où le Sel Alcali qu'elles contiennent ſe change en un Sel neutre; mais même quand on les verſe dans du Lait, elles ne le coagulent point, comme le font ordinairement tous les acides, mais au contraire elles le rendent plus fluide. Ceux là ſe trom-

Elles ne renferment aucun acide.

Ni aucun Sel vitriolique.

pent de même très fort, qui veulent qu'il y ait dans les Eaux aigrelettes un Sel vitriolique. Car quoiqu'ils allèguent que ces Eaux prennent une couleur noirâtre, lorsqu'on y met infuser des Noix de galles; il est à remarquer, qu'il n'y en a que très peu auxquelles cela arrive; encore n'est ce que lors qu'on fait cette experience immédiatement à leur sortie de la source. Là il est bien vrai qu'elles prennent une couleur purpurine, mais très peu prennent une couleur brune; couleur qu'elles donnent aussi aux excrémens. Mais quand on transporte ces Eaux un peu loin & qu'elles ont été exposées quelque tems au grand air, la chose n'arrive point du tout; de sorte que ce n'est pas tant à un Sel vitriolique, qu'à une terre legére & déliée, qui tient du Mars, & à laquelle l'esprit volatil mineral reste d'abord attaché pendant quelque tems, qu'on doit attribuer la teinte dont il s'agit.

§. IV.

En quoi les Eaux Minerales, les Bains,

C'est donc une opinion arrêtée chés moi, & cela ensuite de plusieurs expériences differentes & après l'examen

men le plus ſoigneux & le plus exact, que toutes les Eaux aigrelettes, les Bains chauds & les autres Eaux Minerales ne différent les unes des autres, qu'en ce que les unes ne charient qu'un Sel Alcali pur & que d'autres contiennent de plus un Sel neutre, ou ne renferment que ce dernier ſeul, tellement pourtant qu'il approche quelquefois du Sel commun, mais plus ſouvent encore du Tartre vitriolé, du Borax, ou d'un Sel de chaux amer, ſemblable à l'Aphronître. Et même quoique ces Sels ne ſoient pas la ſeule choſe que ces Eaux contiennent mais qu'elles charient & renferment auſſi par ci par-là une certaine quantité de terre calcineuſe, qui tient du Mars, on ne laiſſe pas de voir clairement, que cela ne fait rien à la choſe même; mais qu'au contraire c'eſt du différent mêlange & de la proportion de ces principes, auſſi bien que de la qualité de l'Eau même que vient la différence des effets des Eaux Minerales.

chauds & autresEaux Minerales différent de principes.

§. V.

Mais comme j'ai déja traité cette matière plus au long, dans la Diſpute que

Certaines Eaux participent plus d'un

Sel mixte ; d'autres tiennent plus de l'Alcali : Mais on n'avoit point connu juſqu'ici en Allemagne de ſource qui ne contint qu'un Sel mixte pur.

que j'ai autrefois ſoutenuë, *ſur la Reſſemblance des Eaux Aigrelettes & des Bains chauds dans leurs principes & dans leurs effets*; je ne m'y arrêterai pas préſentement plus long-tems ; mais je me contenterai de faire ſouvenir mes Lecteurs, que les Bains chauds & les Eaux Aigrelettes qui opérent principalement par les Selles, tiennent ſurtout d'un Sel moïen, ou neutre ; aulieu que celles qui pouſſent plus par les urines participent davantage du Sel Alcali. Pour venir maintenant à nôtre ſujet, on n'avoit encore connu juſqu'ici dans nôtre Allemagne aucune Fontaine dont les Eaux ne continſſent qu'un Sel moïen, amer & purgatif ; qui fût pur & ſans mêlange d'Alcali : & c'eſt ce qui rendoit les François ſi fiers de leurs Eaux de Bourbon & les Anglois de leurs d'Epſom, ou Ebsham, dans leſquelles on trouve ce Sel neutre pur. Mais celles que j'ai découvertes le prémier il y a quelques années & qui depuis ſont devenues ſi renommées par mes recommandations, l'emportent de beaucoup ſur les unes & ſur les autres, eu égard à la quantité du Sel purgatif que les miennes fourniſſent. Comme donc leur ſource n'a pas ſa pareille ni en en Allemagne ni dans les autres Païs & que cependant on ne l'a encore point fait connoître par aucun Ecrit particulier, j'ai resolu de donner une Description abrégée, mais exacte de sa situation, de ses qualités & de ses excellens effets & en particulier d'expliquer à fond l'origine, la qualité & les grandes vertus du Sel amer qu'elle fournit; afin de faire connoître tant aux Médecins, qu'aux autres savans étrangers les proprietés salutaires & incomparables que la bonté de Dieu a données à cette Source.

§. VI.

Lieu & situation de la Source.

Mais avant que d'en venir aux Eaux mêmes, je crois devoir décrire nettement l'endroit d'où elles sortent, la situation & la Source même. Cette Source Médicinale se trouve dans la Bohème, Roïaume que Dieu a particulièrement beni d'une grande abondance d'Eaux Minerales ; puisque c'est dans ses Terres que se trouvent les Sources les plus renommées dans l'Allemagne, comme sont celles de *Carlsbad*, qui sont fameuses depuis un tems immemorial ; celles d'*Eger*, ou *Egra* ; les Bains de *Töplitz* & autres. Il est

est vrai, que l'endroit même où cette Source dont nous parlons se rencontre n'est qu'un méchant Village, qu'on nomme *Sédlitz*. Mais il en est, à cet égard, de cette Source, comme des autres Eaux Minerales, qui pour la plupart sortent de terre, non près des grandes Villes, mais dans des endroits chétifs & peu connus d'ailleurs & qui font plus d'honneur au Païs par les grandes vertus de leurs Eaux, qu'ils n'en reçoivent eux-mêmes. Ainsi je n'ai rien à dire plus outre de nôtre Village; sinon qu'il est situé à un Mile de Brix & à deux Miles de Töplitz & qu'il appartient aux Prélats & aux Chanoines Réguliers de Brix, qu'on appelle *Creutz-Herren*.

§. VII.

De la Source même & ce qu'elle a de remarquable.

La source même est dans la Cour d'un Païsan de ce Village. Elle est fort profonde & pousse abondamment; tellement que chaque jour on en peut puiser plusieurs Muids. Elle est ordinairement plus forte en Hiver & dans les tems pluvieux, qu'en Eté & lors qu'il fait un tems sec & chaud: ce qui vient, sans doute, de de ce que dans les tems pluvieux & en hyver la Terre n'eſt pas autant deſſéchée & reçoit plus de l'humidité de la pluie & de la neige : d'où il arrive, que les Eaux ſe repandent davantage ſous la Térre, pénètrent plus profond, s'aſſemblent en plus grande quantité & ſortent auſſi en plus grande abondance. Mais nonobſtant ces variations, l'eau ne laiſſe pas d'avoir en tout tems le même gout, de produire les mêmes effets & d'être toujours également chargée des mêmes principes.

§. VIII.

Comment & à quelle occaſion cette Source fut premiérement decouverte & examinée ?

Cette merveilleuſe ſource étoit comme entiérement ignorée & perſonne n'y faiſoit, s'il faut ainſi dire, aucune attention ; parceque les eaux n'en etoient propres ni pour la cuiſine, ni à boire, & à cela cauſe de leur exceſſive amertume : & tout ce qu'on ſavoit de ſes excellentes vertus parmi les Habitans du lieu étoit, qu'étant buë dans une certaine quantité, elle faiſoit aller du ventre. Enfin la Providence voulut qu'elle parvint à la connoiſſance du public, à l'occaſion que voici. Comme j'étois en che-

chemin, l'An. 1717. vers la Mi-May, pour me rendre à Carlsbad par Dresde & par Töplitz, je m'arrêtai quelques jours dans ce dernier endroit : où, comme je n'y avois point encore été, je fis l'examen & l'analyse des Eaux des Bains chauds, qu'il y a. Je fis mes diverses épreuves dans ce qu'on appelle la Maison du Prince, dans la quelle Mfr. *Zittman*, aujourd'hui Medecin de sa Majesté Polonoise, demeuroit alors, lequel aussi étoit présent quand j'y travaillois, de même que le Maitre d'Hôtel de Msgr. le Comte de Clary, qui mourut il y a quelques années. Après que j'eus achevé mes épreuves, ce Maitre d'Hôtel me fit entendre, qu'il souhaitteroit que je voulusse faire de même l'essai des Eaux améres & purgatives qu'il y avoit dans le Village de Sédlitz & lui en dire mon sentiment. Comme je n'avois point encore connu de pareilles Eaux en Allemagne; cela me donna une grande envie de voir de celles ci & je priai le maitre d'Hôtel de m'en procurer quelques bouteilles : à quoi il s'engagea avec plaisir : & sur le champ il envoia à Sedlitz un Homme à cheval, qui m'en rapor-

raporta le lendemain deux Bouteilles. J'en verſai une partie dans un verre bien net, où elles me parurent extrêmement claires & tranſparentes; mais au gout je les trouvai exceſſivement améres & ſalées. Je verſai enſuite deſſus de fort Eſprit de Vitriol & puis de celui de Nitre: mais je n'apperçus pas qu'il s'y fit aucune ébullition ni même la moindre effervescence; d'où je conclus, que l'Acali n'y dominoit point: comme en effet, les ajant auſſi mêlées avec du Syrop violat, elles n'en changerent que peu, ou point du tout la couleur; au lieu qu'elle devient toujours verdâtre, lors que les Sels Alcalis l'emportent dans le mêlange. Je jettai encore dans mon eau des noix de galles; mais elle n'en prit non plus aucune couleur; parce qu'elle ne contenoit aucune terre martiale. Mais lorſque j'y eu laiſſé tomber quelques goutes d'Huile de Tartre par défaillance, comme parlent les Chymiſtes, elle devint un peu trouble: ce qui ne manque guères d'arriver quand il y a dans l'Eau de la Terre à chaux. Enfin je mis ſur le feu, dans un vaiſſeau convenable, la quantité d'une ne Livre, poids de Medecine, de cette Eau & l'aiant fait évaporer a feu lent, il m'en resta deux drachmes & quelques grains d'un Sel amer, qui approche fort de celui d'Angleterre.

§. IX.

Suite de l'histoire de ces Eaux.

Après ces Experiences, je fis encore cuire & evaporer quelque quantité de cette Eau: & m'étant rendu à Carlsbad, j'y pris moi même deux Drachmes de ce Sel, les quelles me procurerent quatre Selles. Comme j'avois l'honneur de servir aux Bains, en qualité de Médecin, Mons. le Comte de Kinsky, Chancelier de Bohême; je n'hésitai point a lui communiquer la découverte que j'avois faite de ces Eaux & l'opinion où j'étois qu'on pouvoit en esperer des effets trés salutaires: surquoi son Excellence ne se contenta pas de m'assurer, que cela lui faisoit bien du plaisir, mais me conseilla encore d'approfondir davantage ce qui en étoit & d'en informer ensuite sa Majesté Imperiale, laquelle ne manqueroit point à recevoir gracieusement ceque je lui en apprendrois. Etant revenu de Töplitz ici à Hall, je je composai au Mois de Juillet de la même Année ma Dissertation inaugurale, *sur le bon & le mauvais usage des Bains chauds & des Eaux aigrelettes*, dans laquelle je fis déja en peu de mots mention de la source que j'avois nouvellement découverte & des proprietés qu'elle devoit avoir, selon les épreuves que j'en avois faites.

§. X.

Comment elles furent plus outre mises en réputation & en usage.

Quoiqu'à mon départ de Töplitz, j'eusse recommandé, de mon mieux, aux Médecins de ces quartiers là l'usage de ces Eaux, comme d'un excellent purgatif & que je les eusse priés instamment de les examiner encore & sur tout d'en bien observer les effets dans les diverses maladies pour lesquelles ils les emploieroient; il ne s'en trouva cependant aucun qui voulut y donner particuciérement ses soins; mais les choses resterent sur le pied où je les avois laissées, d'autant plus que dans peu de tems le peu de sel que j'avois emporté etant venu à me manquer, il ne me fut pas possible de m'en procurer d'autre, quelques priéres que j'emploiasse pour cela. Mais l'An.

1721. Sa Majesté l'Imperatrice étant venue à Carlsbad, pour y prendre les Bains, par les conseils de M. *Garelli*, qui l'y accompagna & qui étoit depuis long tems mon Patron & mon bon Ami; m'y étant aussi rendu moi même, j'eus une conversation avec mondit Sieur Garelli, dans laquelle, après d'autres discours, il vint delui même à dire, qu'il avoit vu dans la Dissertation dont j'ai parlé ci dessus, que j'avois découvert à Sédlitz des Eaux améres & purgatives, ajoutant qu'il souhaitteroit fort d'en voir & qu'il me prioit de lui en faire venir. On envoia donc un Exprès à Töplitz, avec une Lettre addressée à M. le Docteur *Zittmann*, par le moien de qui nous en reçumes au bout de quelques jours une douzaine de bouteilles. On réitera alors dans l'Apoticairerie de Carlsbad les mêmes experiences que j'avois faites sur ces eaux; outre quoi, comme il régnoit alors des Fiévres intermittentes, Mons. Garelli ordonna ces Eaux à quelques uns de ceux qui en étoient atteints, lesquels s'en trouverent parfaitement bien. Les Bains finis, sa Majesté se rendit à Prague, où le même Mons. Garelli,

qui

qui l'y avoit encore ſuivie, recommanda extraordinairement ces Eaux améres aux Seigneurs des Etats qui y étoient aſſemblés & à d'autres Perſonnes de diſtinction du Roiaume; deſorte qu'on en fit venir une grande quantité à Prague & depuis à Vienne: & elles furent généralement trouvées tres bonnes pour purger & pour fortifier l'Eſtomac. Et même l'Automne ſuivante, les Seigneurs Bohemiens, qui ont accoutumé de prendre en foule les Bains de Töplitz dans cette ſaiſon là, ſe ſervirent avec ſuccès de ces Eaux intérieurement, pendant qu'ils prenoient les Bains & s'en trouvérent à ſouhait: ce qui fit que la réputation des vertus ſalutaires de ces Eaux ſe répandit extrêmement; & dès lors il en fut transporté grande quantité, non ſeulement à Prague & à Vienne, mais auſſi à Dreſde, à Berlin & dans d'autres Villes conſiderables, où elles ne ſont pas aujourdhui moins connues & moins en uſage, que celles d'Eger.

§. XI.

Mais comme la qualité bienfaiſante de ces Eaux conſiſte principale- ment

On en fait un Sel.

ment dans le Sel qu'elles renferment & que l'on n'a pas toujours des occaſions favorables pour les faire tranſporter en nature dans les lieux éloignés ; outre que ceux à qui elles conviendroient ne ſont pas tous aſſés moiennés pour ſuporter la dépenſe de ce tranſport ; M. le Docteur *Zittmann* & moi conſeillames à Mr. *Jean Gottfried Muller*, Chymiſte de Monſ. le Comte de Clary & Apoticaire à Töplitz , de faire cuire ces Eaux & d'en extraire le Sel ; afin que ſous cette forme les Etrangers puſſent auſſi en profiter avec plus de facilité. Il reçut cet avis avec plaiſir & continue encore actuellement à faire ce Sel, dont il a un ſi grand débit , qu'à peine quatre à cinq quintaux peuvent y ſuffir par année; parce qu'il le travaille avec un grand ſoin & qu'il a un ſecret particulier pour le réduire en criſtaux d'une grandeur & d'une beauté extraordinaire : ce qui le fait paſſer non ſeulement dans toute l'Allemagne, mais auſſi fort loin chés l'Etranger.

§. XII.

D'une autre Source de même

Outre cette ſource de Sédlitz, de la découverte & des qualités de la quel-

quelle j'ai parlé jusques ici, on en découvrit encore, l'Année derniére, une autre de la même espèce, proche du Village de *Seydschütz*, qui n'est éloigné de Sédlitz que d'environ un quart de lieue & qui appartient à son Altesse le Prince de Lobkovitz. Cette Source se trouve en plein champ, à deux coups de fusil, environ du Village: elle est un peu plus haute que celle de Sédlitz & charie aussi un Sel un peu plus amer que celui de cette derniére; ce qui fait qu'on la regarde, non sans raison, comme la principale source, de la quelle celle de Sédlitz n'est que la décharge & l'écoulement. Les Principes & les Ingrédiens en sont d'ailleurs presque les mêmes; puis qu'une Livre de ces Eaux de Seydschütz donne deux-drachmes & demi scrupule de Sel amer, avec six grains d'une Terre de chaux assés tendre. Ces Eaux sont ainsi un peu plus puissantes, que celles de Sédlitz: & la raison en est, apparremment, que comme la Source en est plus élevée, elle reçoit moins d'eaux étrangéres. C'est aussi, à cause de cela que cette Source est aujourd'hui celle dont on fait le plus usage & des eaux de

qualité à Seydschütz.

la quelle Monsieur *Zittmann* en particulier & autres se servent constamment par tout en place des Purgatifs ordinaires.

§. XIII.

Le Sel de ces Eaux ressemble à celui d'Angleterre.

Après avoir jusqu'ici fait l'Histoire de cette Source & dit que c'est dans le Sel de ces Eaux que consiste leur qualité Médicinale, je dois maintenant, pour suivre mon dessein, faire de même connoitre la nature & les proprietés de ce Sel. Et come ce Sel approche très fort par son gout & par ses effets de celui qu'on appelle d'*Epsom*, ou d'*Angleterre*, je me suis proposé & estime qu'il est de mon but de parler d'abord de ce dernier Sel & de raporter ensuite quelques experiences que j'ai faites sur l'un & sur l'autre; afin que, par la comparaison de leurs effets, on puisse voir sans peine, en quoi ils se ressemblent & en quoi ils diffèrent l'un de l'autre. Le Sel qu'on appelle d'Angleterre, ou d'Epsom a reçu son nom de ce que ce fut un Médecin Anglois, nommé *Nehemie Grevv*, qui le premier tira cette espèce de Sel amer & purgatif des Eaux Minerales d'un Endroit de l'Anl'Angleterre qu'on appelle Ebsham, ſur lequel auſſi il compoſa un traité, qui mérite d'être lu. Mais comme une Livre, poids de Médecin, de cette Eau d'Ebsham ne fournit qu'une demie drachme de Sel, il eſt preſque entièrement hors de doute, que comme on nous amène d'Angleterre ce qu'on appelle Sel d'Epſom par tonneaux & dans d'autres grands Vaiſſeaux & qu'on nous le vend à très bon marché, ce n'eſt point des Eaux ſeules de cette Source qu'on le tire, mais qu'il eſt pour la plus groſſe partie, artificiel & contrefait. On ſait auſſi que réellement, non ſeulement M. *Hauckwitz*, fameux Chymiſte & Monſ. *Lehmann*, fameux Phyſicien & Médecin de Leipzig font, le premier en Angleterre & le dernier à Sultz dans la Thuringe, une grande quantité du prétendu Sel d'Epſom, qu'ils tirent de la Saumure ou de la Leſſive qui reſte dans la chaudiére après qu'on a cuit le Sel commun & qu'on appelle dans ces païs là *Mutter-Soole.* Et il n'y a pas lieu de douter, qu'il n'y ait dans cette Leſſive un acide alumineux, qui joint à la terre alcaline du Sel commun, forme avec elle le Sel mixte dont il s'agit. Il eſt cependant à remarquer, que l'on ne peut point extraire ce Sel de toute ſorte de Leſſive ſaline & en particulier de la nôtre de Hall, par la raiſon, peut être, que les Eaux ne rencontrent point de Mines d'Alun dans les endroits ſouterrains par où elles paſſent.

§. XIV.

Experiences faites dans cette vuë.

Or voici les Experiences que nous avons faites en même tems, tant ſur le Sel d'Angleterre, que ſur celui de Sédlitz & les effets qui en ont réſulté. 1. Le Sel de Sédlitz ſe conſerve mieux à l'air & ne coule pas auſſi facilement que celui d'Angleterre. 2. Le Sel de Sédlitz eſt d'une couleur blanche, approchante de celle du Lait & n'eſt pas bien tranſparent. Celui d'Angleterre eſt plus tranſparent & contient plus d'aquoſités: ce qui fait qu'il pèſe auſſi plus que l'autre. 3. Quand on goute le Sel de Sédlitz ſoit en criſtal, ſoit fondu, onlui trouve non ſeulement une amertume plus grande que n'eſt celle de celui d'Angleterre; mais encore quelque choſe de déſagréable & qui excite des nauſées. 4. L'un

&

& l'autre de ces Sels étant jettés dans un Creuset en feu s'y fondent & perdent chacun dans cette operation la moitié de leur pesanteur ; mais avec cette difference, que la liqueur qui se forme de celui de Sédlitz est claire & coulante, comme de l'eau; au lieu que celle du Sel d'Angleterre est plus liée & comme gluante. 5. L'Esprit de Vin, même le plus rectifié, ne détache pas la moindre partie ni de l'un ni de l'autre de ces Sels. 6. L'un & l'autre de ces Sels mêlés avec des Cendres gravelées & de la poussiére de charbon & mis sur le feu dans un creuset donnent une Masse qui ressemble fort au Foye de soufre, mais celle que forme le Sel de Sédlitz donne à l'eau où on la jette une couleur beaucoup plus verte & fournit aussi, quand on y joint quelques goutes d'une liqueur acide, une plus grande quantité de ce qu'on appelle Lait de soufre, que ne fait celle que forme le Sel d'Angleterre. 7. Si l'on mêle ces Sels avec du Vitriol calciné rouge & qu'on jette ce mélange dans un creuset en feu, ils rendent d'abord tous deux une vapeur qui ne differe pas de l'Esprit de Sel & qui peu de tems après eſt ſuivie de l'Eſprit volatil de Vitriol. 8. Le Syrop Violat donne au Sel de Sédlitz une couleur verte; mais celui d'Epſom en prend une couleur bleue. 9. La ſolution de l'un & de l'autre ſe coagule ſi fortement, lors qu'on y a verſé de l'Huile de Tartre par défaillance, *per deliquium*, comme on l'appelle; que quoiqu'on renverſe le Verre d'abord après, il n'en coule preſque rien. Mais le Sel de Sédlitz ſe coagule encore plus fortement que celui d'Angleterre. 10. La ſolution de l'un & de l'autre de ces Sels, qui, lors qu'elle eſt ſeule, eſt tout à fait claire devient un peu trouble quand on y laiſſe dégouter un peu d'Eſprit de Sel Armoniac; & il s'y forme alors quantité comme de floccons, ou de pelottons, qui lui ôtent ſa tranſparence. 11. Une Once d'Eau commune diſſout & abſorbe une Once & deux ſcrupules de Sel de Sédlitz; mais elle ne peut diſſoudre qu'une Once de celui d'Angleterre. 12. Quand la ſolution du Sel de Sédlitz eſt bien chargée, elle devient de couleur jaunâtre; mais la ſolution du Sel d'Angleterre eſt toujours ſans couleur & reſte toujours également tranſpaſparente. 13. Les Criſtaux qui ſe forment après l'évaporation de l'une & de l'autre de ces ſolutions different peu les uns des autres ; à ceci près, que ceux du Sel d'Epſom, ſont communément plus gros & plus beaux & reſſemblent aſſés au Salpétre. On peut cependant auſſi, ſi l'on veut s'en donner la peine, reduire le Sel de Sédlitz en Criſtaux d'une groſſeur extraordinaire. 14. Si l'on tient pendant quelques jours le Sel d'Epſom ſur un fourneau chaud, il perd ſa tranſparence & devient ſemblable, quant aux dehors, à celui de Sédlitz. De toutes ces Experiences il paroit clairement, qu'il y a beaucoup d'affinité & de reſſemblance entre le Sel de Sédlitz & celui d'Epſom, tant dans leurs élémens & dans les principes qui les compoſent, que dans leurs proprietés & leurs vertus,

§. XV.

Le Sel de Hongrie approche fort de ces Sels d'Angleterre & de Sédlitz.

Un autre Sel pareil à ceux ci eſt ce Sel naturel purgatif, que M. le Docteur *Hermann* trouva il y a quelques années en Hongrie, tant dans les Mines de Neuſohl, qu'à Chemnitz,

nitz, dans la plus grande des Mines, dans les endroits qu'on appelle *auf der Wind - Schacht*, & *Dreyfaltigkeit-Stollen*, & dont il envoia en 1721. la Defcription en Latin à Monf. *Garelli* dont j'ai parlé ci deffus. Ce Sel ne reffemble pas feulement très fort à ceux de Sédlitz & d'Angleterre à l'oeil & au goût, mais auffi dans fes effets; car étant pris dans une dofe convenable, il a une admirable vertu purgative : ce qui fait qu'on s'en fert fréquemment en Hongrie, dans la Siléfie & ailleurs, comme d'une Médecine fure & très efficace & qui avec cela coute peu, à caufe qu'il eft facile d'en amaffer une grande quantité. Mais il y a cette difference de ce Sel de Hongrie à celui de Sédlitz, qu'on ne le tire point de l'eau , comme ce dernier, par la coction & par la criftallifation : mais qu'il fe forme & s'attache de lui même aux parois & aux colomnes des Mines, où on le trouve tout fec & fufpendu en manière de filets : Et il ne faut par cette raifon point douter, que ce Sel de Hongrie, quant à fon origine & à fa formation, n'approche plus que tout autre de l'Aphronitre qu'on trouve en quantité dans les Mon-

Montagnes aux environs de Jène & ſur tout dans la fameuſe Grotte qu'on appelle *Teuffels-Höhle*, & qui, comme je le ſais par expérience, a auſſi une vertu déterſive qui le fait pouſſer par les urines & qui purge même, quand on en prend une doſe un peu forte. Car comme cet Aphronitre n'eſt autre choſe qu'un Sel fixe, amer & acre, formé d'une terre gypſeuſe, ou calcineuſe qui s'eſt imprégnée de l'acide primitif ſulfureux que l'air renferme; il eſt certain auſſi, que ce Sel de Hongrie ſe forme de la même manière de ces deux mêmes principes; puiſque ſi on mêle un alcali à la ſolution de ce Sel, il s'en précipitera une terre de chaux reſſemblante au ſable à mouler; & qu'au contraire en y mêlant du Sel de Tartre & de la poudre de charbon, on en peut faire un vrai ſoufre mineral, & cela à raiſon de l'Acide Univerſel dont il eſt chargé.

§. XVI.

Mais de tous les Sels artificiels & qui ſont connus dans la Chymie il n'y en a point qui approche autant, ſoit du vrai Sel naturel de Sédlitz, ſoit

Le Sel de Glauber en diffère quelque peu.

soit du Sel artificiel d'Angleterre, que celui qui porte le nom du fameux Chymiste Allemand *Glauber*, & qui est composé d'Huile foible de Vitriol & de Sel commun, dont on a prémièrement separé l'Esprit à feu lent dans un Alembic & bien lavé la tête morte. Cependant, quoi que ce Sel, si on rencontre bien le juste point de saturation, soit de nature moienne, & possède, avec un goût amer, une vertu absterſive & purgative; il ne laisse pas, pour qui l'examine de près, de differer assés de ceux d'Angleterre & de Sédlitz. Car non seulement ce Sel de *Glauber* est d'une amertume beaucoup plus sensible; mais il contient aussi beaucoup plus d'humidité & d'aquosités, que les deux autres; à telles enseignes, que, si l'on en met trois onces sur un fourneau chaud, il commencera à fondre & deviendra comme de l'eau & il en restera alors à peine deux onces. Outre cela, si on dissout de ce Sel dans pareille quantité d'eau & qu'on expose cette solution au froid, elle se figera & il s'en formera une masse vraiment dure, qu'on ne pourra pas tirer du Verre; au contraire, si on ajoute à cette même solution quel-

quelques goutes d'Huile de Tartre *per deliquium*, elle ne ſe coagule point, comme cela arrive à celle des Sels d'Angleterre & de Sédlitz, mais elle demeure fluide. Si l'on cherche la raiſon de cette difference, il eſt tout à fait vraiſemblable, que la terre qui ſe trouve dans le Sel commun eſt, à la vérité, alcaline & tenant de la chaux, mais cependant fort ſubtile & deliée; au-lieuque celle qui reſte dans la ſaumure après la cuite du Sel, eſt plus groſſiére & plus peſante: & c'eſt à raiſon de cette peſanteur qu'elle va au fond de la chaudière. Il ne faut pas douter non plus, qu'il n'y ait une grande différence entre l'acide qu'on tire du Vitriol par la violence du feu & le ſubtil acide naturel qui ſe détache ſous terre des Mines d'Alun, de ſoufre ou de Vitriol, pour s'unir aux Eaux qui y paſſent.

§. XVII.

Nous ne nions pas & on ne doit pas nier non plus, qu'il eſt encore d'autres Sels moiens, pour la compoſition deſquels on ſe ſert du Vitriol, leſquels non ſeulement ont un goût amer,

Auſſi bien que les autres Sels moiens.

amer, mais procurent aussi la liberté du ventre, quand on en prend une dose un peu forte. Mais il y a toûjours cette différence entre les Sels amers purgatifs qui sont formés par la nature même & les Sels factices; qu'outre que dans les prémiers l'amertume est beaucoup plus sensible & la vertu purgative plus forte, les parties en sont beaucoup plus subtiles & plus délicates: ce qu'on peut recueillir entr'autres de ce que ces Sels se fondent dans l'eau beaucoup plus facilement & en plus grande quantité, une once d'eau, par exemple, absorbant une once de ces Sels; au-lieu qu'à peine peut elle dissoudre le quart d'une semblable quantité de Sels factices, tels que sont l'*Arcanum duplicatum*, le Tartre vitriolé &c.

§. XVIII.

L'amertume & la force purgative des Eaux minerales vient principalement de la pierre à chaux.

Ce que nous avons dit jusqu'ici donne lieu à une question, savoir; d'où c'est que ce Sel moien, qui se trouve non seulement dans les Eaux de Sédlitz, mais aussi dans toutes les autres Eaux minerales qui poussent fortement par les Selles & en particulier

culier dans celles d'Eger, tire ſon amertume & ſa qualité purgative? Sur cette queſtion je tiens pour ſur, que ces deux qualités ne viennent point tant de l'acide ſulphureux univerſel, qui ſe trouve dans l'air, & qui abbreuve auſſi en tres grande abondance les Mines qui ſont ſous terre; comme elles viennent d'un élement terreſtre alcalin plus ſolide & qui approche de la nature de la pierre à chaux. Car il eſt inconteſtable, d'un côté, que l'interieur de la terre eſt rempli de pierre à chaux, tant de celle qui eſt plus groſſière, que de celle qui eſt plus fine & que nous nommons par ici *Spat*, Marbre, Albâtre: comme c'eſt auſſi une choſe connue de tout le monde, que ces diverſes pierres peuvent être réduites en chaux par un feu bien violent. On trouve de même une ſemblable matière à chaux dans diverſes productions marines, & ſur tout dans les diverſes eſpèces d'écailles & de coquillages.

§. XIX.

On le prouve par l'exemple du Sel commun:

C'eſt encore une choſe facile de prouver, que cette matière de chaux

 ſe

se trouve mêlée & unie aux Sels. Le Sel commun de nos cuisines en est sur tout fort chargé : & c'est ce qui forme cette matière pierreuse qui s'attache aux côtés & au fond des vaisseaux où l'on fait bouillir l'Eau Salée ; particulièrement ici à Hall, où l'on est obligé de la bruler trois fois par semaine, après quoi on la fait tomber à coups de Marteau : laquelle matière, après qu'on l'a lavée pour en détacher le Sel qui y tient encore, peut être reduite en chaux à force de feu. Telle est aussi cette matière pierreuse, alcaline & comme en chaux que l'on voit en quantité à Carlsbad & qui ne s'arrête pas seulement à l'endroit qu'on appelle *Prudel*, & dans les tuiaux par où l'Eau chaude passe, mais aussi vers la source même de ces Eaux chaudes, où, non obstant l'impétuosité avec laquelle elles sortent, elle ne laisse pas de s'attacher à la charpente des environs, sur laquelle elle forme des pierres très dures & qui étant polies ressemblent au Marbre & au Jaspe le plus beau. Et il ne faut par cette raison point douter, que ce ne soit cette Terre à chaux, qui, mélée avec l'acide universel souterrain, fait le principal

Comme aussi des Eaux de Carlsbad.

cipal ingrèdient des Eaux de Carlsbad & leur donne leur force purgative. Enfin on trouve auſſi une pareille terre à chaux dans le Sel de Sédlitz même : car ſi après avoir extrait ce Sel, on diſſout dans de l'autre eau la maſſe Saline qui eſt reſtée après l'évaporation, il demeurera au fond du vaiſſeau une matière pierreuſe toute pure.

§. XX.

On le prouve encore par quelques experiences qui ont été faites ſur les Sels de Sédlitz & d'Angleterre.

D'ūn autre côté, que l'amertume & la vertu purgative des Eaux Minerales ſoit l'effet de ces particules ſubtiles calcineuſes & fort alcalines qu'elles contiennent, c'eſt ce qui paroit clairement par les experiences ſuivantes. Si l'on fait fondre les Sels de Sédlitz & d'Angleterre dans de l'eau & qu'en ſuite on y verſe un peu d'Huile de Tartre par défaillance, la ſolution ſe fige & il s'en forme un caillot fort épais & blanc. Si après cela on éclaircit & fond de nouveau ce caillot en y verſant encore de l'eau & qu'on filtre enſuite le tout, il reſtera dans le papier une terre très blanche; laquelle, ſi on y mêle de l'eſprit de Vitriol, ſe fondra de nouveau avec une grande effervescence, & alors on aura un Sel amer laxatif. La prémière solution mêlée avec l'Huile de Tartre par défaillance donne bien encore un troisième Sel ; mais il s'en faut beaucoup que ce Sel ne soit aussi amer & ne purge aussi fortement que le précédent. Cette experience prouve évidemment, que la Terre à chaux de ces Sels n'est point aussi fortement & aussi intimèmént unie à l'Acide, que l'est la Terre incontestablement fort déliée qui se trouve dans le Tartre vitriolique & dans l'*Arcanum duplicatum*; puisque les terrestréités de ces derniers, quoique fondus dans l'eau & mêlés avec l'huile de Tartre par défaillance, ne quittent point prise du tout & ne se laissent point séparer de l'acide. Il s'en suit encore de cette même experience, que cette Terre est fort alcaline & qu'elle reste tout a fait inalterable, après qu'elle a été dégagée de l'acide auquel elle étoit jointe.

§. XXI.

Et sur la Magnésie.

Le sentiment que nous soutenons se confirme encore d'une façon plus claire par l'experience suivante. On fait ſait que la *Magnéſie*, que l'on tire de la Leſſive qui reſte après l'extraction du Nitre , & cela ſans autre façon que celle de l'épaiſſir & de la calciner, on ſait, dis je, & perſonne ne niera, que cette Magnéſie eſt alcaline & tient de la nature de la chaux; ſur tout ſi on fait réflexion, que la terre qui reçoit le Nitre de l'air & de laquelle on le tire par l'ablution eſt de la même nature de chaux & que pour y reproduire une nouvelle quantité de Nitre, après qu'on l'a épuiſée, on ne fait qu'y mêler de la chaux vive & du Sel commun. Les gens du Métier ſavent encore, que cette poudre blanche & preſque inſipide qu'on nomme Magnéſie, donnée à la quantité d'une drachme, purge ſouvent très fortement, quoi qu'on ne lui ait joint aucun autre purgatif: ce qui arrive ſur tout chés les perſonnes qui ont beaucoup d'acide dans les prémières voies; parce qu'alors le mêlange & la fermentation produiſent un Sel amer purgatif. Si l'on veut ſe convaincre encore mieux de cette vérité, qu'on verſe ſur la Magnéſie de l'Eſprit de Vitriol, il s'en formera une liqueur amère, de laquelle, après une lente évaporation, il

 reſtereftera un Sel amer purgatif. Qu'on fonde de nouveau ce Sel & qu'on jette dans la folution quelque peu d'huile de Tartre par défaillance, on verra tomber une poudre blanche, qui étant féparée & lavée & puis fonduë de nouveau, par le moien de l'Efprit de Vitriol, fournira un Sel amer laxatif, de même que nous avons vu ci deffus que cela arrivoit à la folution des Sels d'Angleterre & de Sédlitz.

§. XXII.

Comment les Sels moiens different par leur terre à chaux.

Je crois qu'il eft déformais clair par ce que je viens de dire, que les Sels amers qui donnent aux Eaux Minerales une vertu purgative fe forment de l'affemblage & de l'union d'une legère & fine terre à chaux & de l'Acide univerfel, que l'on trouve auffi dans le Soufre, dans le Vitriol & dans l'Alun. Mais on doit faire encore ici une obfervation, au fujet de la difference qu'il y a entre les Sels de nature moienne; lesquels contiennent tous la même efpèce d'acide. Cette obfervation eft, que ceux qui font faits d'un Sel alcali végétal, lequel fe vitrifie facilement fur tout s'il arrive que le Sel alcali prédomine,

domine, ces Sels dis je, étant mêlés avec de la poussière de charbon & mis en fusion sur le feu, donnent un véritable Foye de soufre : lequel étant de nouveau dissout & précipité par le moien d'un acide ne fournit pas seulement du vrai souffre, mais donne aussi, étant mis dans de l'Esprit de Vin bien rectifié, une véritable Teinture de soufre. Mais cela n'arrive point ni avec le Sel de Sédlitz, ni avec celui d'Epsom ni avec celui d'Eger, ni avec l'Aphronitre, ni avec ce Sel que nous avons dit qu'on tiroit du mêlange de la Magnésie & de l'Esprit de Vitriol; & cela par la raison qu'il n'est absolument pas possible de mettre en fusion & de vitrifier la Terre à chaux alcaline que ces Sels contiennent, tant qu'elle est seule. Mais si on les mêle avec du Sel de Tartre & des cendres gravelées, qui aïent été exposées quelque tems au grand air, & que l'on y joigne alors un peu de poudre de charbon & qu'on les mette sur le feu, le Sel de Tartre & les cendres gravelées attirant & absorbant l'acide qu'il y avoit dans ces Sels amers; ils commencent à fondre & il s'en

 forme

forme une Masse semblable au Foye de soufre.

§. XXIII.

Les Sels qu'on fait fondre dans l'eau n'ont pas autant de vertu, que les Eaux amères mêmes.

Il nous reste enfin à voir, si ces Sels amers & purgatifs, qu'on tire des Eaux Minerales par l'évaporation, étant de nouveau fondus dans de l'autre Eau, ont la même vertu & produisent les mêmes effets, que les Eaux Minerales mêmes ? Surquoi je crois pouvoir soutenir avec fondement, que cela n'est point. Car, d'abord, on sait par l'experience qu'il y a une très grande difference, quant à la force, entre les Eaux Médicinales, quelles qu'elles soient, que l'on puise dans la Source & les principes qu'on en tire par le moien du feu & de l'évaporation & qu'on dissout ensuite de nouveau dans l'eau, tant pure soit elle. En effet ces Eaux artificielles ne pénétrent point dans le corps aussi facilement & ne passent point aussi promptement, elles ne rétablissent point aussi puissamment l'appetit & les forces & ne purgent enfin point non plus aussi efficacement, que celles qui ont été composées & qui nous sont présentées par la nature elle le même. Cette différence paroit en particulier d'une manière tout à fait marquée par l'exemple des Eaux mêmes de Sédlitz : Car étant buës à la Source , ou tranſportées ailleurs dans des bouteilles bien bouchées, elles ont un goût beaucoup plus amer, qu'une autre eau dans laquelle on aura fait fondre la même quantité de Sel qu'on tire d'une pareille quantité d'Eau minerale. Mais c'eſt encore un fait, que demi once de Sel de Sédlitz purge à peine autant, qu'une Livre, poids de Médecin de l'Eau du même endroit ; laquelle ne contient cependant pas même trois drachmes de Sel. Ainſi il n'y a nullement lieu de douter, qu'outre les parties Salines groſſières, que les Eaux de Sédlitz & généralement toutes les Eaux minerales charient, elles ne renferment encore d'autres principes ſubtils, ſpiritueux & aëriens, qui à la vérité, ne ſe font pas ſentir, à cauſe de leur petiteſſe, mais n'en ſont que plus en état d'ouvrir les orifices des petits Vaiſſeaux & augmentent ainſi de beaucoup la pénétration & la force de ces Eaux : & ce ſont ces particules actives & pénétrantes qui manquent aux Eaux artificielles & contretrefaites ; car ces particules fe diffipent & fe perdent fur le feu : outre qu'en général il eft certain, que l'action & l'entrée libre de l'air & fur tout la chaleur & la violence du feu altèrent & changent extrêmement l'union, la difpofition & la proportion des parties qui donnent aux Eaux minerales les vertus falutaires, générales & particulières qu'elles ont.

§. XXIV.

De la vertu des Eaux de Sédlitz & par où on peut en juger.

Après avoir ainfi expliqué jufqu'ici la formation, la nature & les qualités interieures du Sel qu'on tire des Eaux de Sédlitz, je vais paffer à l'expofition des excellentes vertus & des proprietés merveilleufes, tant de ces Eaux, que de leur Sel, tant pour la confervation de la Santé en général, que pour la guérifon de diverfes Maladies & indifpofitions particulières. C'eft d'abord une réflexion frapante & un grand préjugé en faveur de ces Eaux & de leur grande efficace, que n'étant connues que depuis très peu de tems, par les rélations que j'en ai données, elles foient déja fi fort eftimées & fi généralement recherchées ; que non feulement les perfonnes ſonnes qui prennent les Bains de Töplitz ſe ſervent de ces Eaux intérieurement, en place de celles d'Eger & de Selter, pour faciliter les effets des Bains; mais qu'il s'en tranſporte auſſi déja une groſſe quantité dans des Endroits éloignés, non ſeulement en bouteilles, mais même par charetées & par tonneaux : pour ne pas parler de la quantité du Sel qui s'en fait & ſe conſomme toutes les années, comme nous l'avons dit ci devant.

§. XXV.

Le principal effet des Eaux de Sédlitz eſt qu'elles purgent par les Selles;

Ce n'eſt d'ailleurs pas ſeulement ſur l'examen & l'analyſe des Eaux & du Sel dont il s'agit, que nous leur attribuons une grande Vertu; mais c'eſt une choſe qui ſe confirme tous les jours par l'experience, que de tous les Rémèdes, il n'y en a point de plus prompt & de plus efficace, que ces Eaux, pour détacher & emmener ſans fatigue par les Selles les matières corrompues viſqueuſes & bilieuſes qui peuvent être retenues dans l'Eſtomac & dans les Inteſtins; n'y aïant aucune autre Eau minerale ni aucun des autres purgatifs ordinaires qui opére auſſi heureuſement. Car

Par où elles l'emportent ſur les autres Eaux minerales,

Car pour ce qui est des autres Eaux Médicinales, il est bien vrai, qu'il y en a qui lâchent le ventre ; mais comme le principe Salin, qui leur donne cette vertu, y est plus partagé & plus chargé d'aquosités, ce qui en affoiblit tellement l'effet qu'on est obligè d'en boire jusqu'à deux & à trois pots avant qu'elles purgent ; cela n'en rend pas seulement l'usage désagréable, mais cette quantité d'eau charge encore quelquefois l'Estomac & ne convient point à tout le monde. Mais on n'a à craindre ni l'un ni l'autre de ces inconveniens dans l'usage des Eaux de Sédlitz ; puisque cinq à six tasses à Caffé de ces Eaux, pour les personnes foibles & délicates ; & une,ou deux chopines,au plus,pour les personnes robustes peuvent purger suffisamment. Outre cela, on ne trouve aucune Eau minerale qui opére & qui passe plutôt que celle ci : & enfin, comme elle agit si puissamment, on n'a pas besoin d'en user, comme d'autres, pendant des cinq à six Semaines ; mais il suffit d'en boire pendant huit, ou dix jours, pour le plus & quelquesfois d'en boire pendant ce tems-là de deux en deux jours : Ou même si l'on vouloit simplement débarasser

baraſſer les inteſtins d'un excès de matières, un ſeul jour, ou deux, ou trois pourroient ſuffir à cet effet.

§. XXVI.

Si les Eaux de Sédlitz l'emportent ſur les autres Eaux minerales par la force & la promptitude avec laquelle elles purgent, elles n'ont pas moins d'avantage ſur tous les autres remèdes purgatifs dont on a accoutumé de ſe ſervir. Car on ſait, par une fréquente experience, que toutes ces Médecines qui vuident un peu fortement & copieuſement abbattent exceſſivement, cauſent des nauſées & des douleurs facheuſes dans les entrailles, dérangent & affoibliſſent l'appetit; au-lieu que nos Eaux, quoi qu'elles déchargent très efficacèment le ventre, ne cauſent ni inquiétude ni abbattement, ni dégoût, ni ſéchereſſe de bouche, mais fortifient au contraire l'Eſtomac & augmentent l'appetit, par leur amertume. Il n'eſt pas moins certain, que les purgatifs ordinaires & particulièrement les Pilules, & celles ſur-tout dont l'Aloé eſt la Baſe mettent le ſang dans une agitation exceſſive, & en en rendant

que ſur les autres purgatifs ordinaires

de même que ſur les Pilules

dant la circulation impétueufe & inégale, caufent tantót ci, tantót là des chaleurs & des douleurs dangereufes: ce qui arrive fur-tout dans les corps qui font plus replets & plus fanguins.

& fur les Laxatifs.

D'un autre côté ceux des purgatifs qui font plus doux & qu'on nomme laxatifs, comme font le Séné, l'Agaric, la Caffe & la Manne produifent chés plufieurs des gonflemens & des douleurs fenfibles dans le bas ventre. Mais on n'a aucun de ces facheux accidens à appréhender de la part de nos Eaux améres, ni de leur Sel fondu dans de bonne eau legère: l'operation en eft des plus heureufes & n'eft accompagnée d'aucune incommodité ni d'aucune mauvaife fuite.

D'ou cela vient?

Si l'on cherche la raifon de cette différence, elle eft aifée à trouver. Comme tous les purgatifs qui font pris du règne végétal, ou qui viennent de la Terre tirent leur force, non tant de leurs parties Salines, que de leurs parties fulfureufes, huileufes & graffes, qui fe trouvent mêlées avec d'autres parties fubtiles & acres; lorfque ces purgatifs viennent à entrer dans la Maffe du fang, non feulement ils l'échauffent & le font fermenter mais de plus, par leur acreté, ils pénètrent dans

dans les parties nerveuſes & ſenſibles du corps & cauſent ainſi dans l'Eſtomac & dans les parties qui y repondent des agitations déréglées, des convulſions & des contractions douloureuſes & dangereuſes. C'eſt ce que font nommément la Gomme Gutte, la Scammonée, l'*Elaterium*, la Coloquinte, l'*Eſula*, l'Ellebore blanc, le Jalap, le Laureole, les Semences de *Cataputia* & autres. Mais le Sel purgatif de nos Eaux a cela de particulier & de propre, qu'il eſt purement ſalé & fixe & avec cela de qualité moienne & proportionnée à la nature tant des parties ſolides, que des fluides de notre corps, ne contenant rien ni de volatil & de trop actif, ni de ſulphureux & qui puiſſe cauſer des phlogoſes; tellement qu'il ne ſauroit nuire en aucune manière.

§. XXVII.

Les Eaux de Sédlitz font ſurtout leur effet dans les prémières voies.

Mais pour faire connoître & prouver plus particulièrement & d'autant mieux la Vertu & les bonnes qualités de ces Eaux de Sédlitz, je vais marquer ici d'abord comment & ſur quelles parties du corps elles agiſſent & enſuite dans quelles maladies proprement

ment on peut les emploïer avec ſuccès, ſoit comme remède, ſoit comme préſervatif. Pour venir au fait, c'eſt dans l'Eſtomac & dans les inteſtins qui y ſont attachés, que tous les Médicamens font d'abord & principalement effet; Mais ceux là y agiſſent ſur-tout & avec plus de ſuccès qui étant moins volatils & plus fixes, ne laiſſent pas d'avoir beaucoup de force pour augmenter le mouvement des parties nerveuſes & plus ſenſibles. On peut avec fondement mettre dans le rang de ces derniers les diverſes eſpèces de Sel; & ſur-tout celui que nos Eaux fourniſſent & dont la vertu & l'operation ne conſiſte pas tant à hâcher ou à briſer & à dilaïer les ſucs groſſiers & viſqueux qu'il rencontre, comme à picotter, par le moïen de ſes pointes, les fibrilles nerveuſes du ventricule & des inteſtins & à en augmenter ainſi par une légére douleur le mouvement periſtaltique; de façon qu'ils en preſſent plus fortement, chaſſent plus promptement & font enfin ſortir tout-à-fait du corps les matières épaiſſes & groſſières qui les embaraſſoient. D'où il ſuit, par une conſequence très naturelle, que dans toutes les indiſpoſitions & les mala-

D'où l'on peut conclurre, qu'elles ſont les

maladies qui ont leur Siége & leur cause dans l'Estomac & dans les intestins & en particulier dans celui qu'on appelle *Duodenum* & qui viennent d'une trop grande quantité de matiéres grossiéres, visqueuses, acides, ou bilieuses qui y sont retenuës & qui s'y sont corrompues, ces sortes de Sels moiens, déterſifs & piquants, comme est celui de Sédlitz, sont d'un usage incomparable, tant pour les prevenir de bonne heure, que pour les guerir & cela entant qu'en chassant à tems ces matiéres excrémenteuses, ils empêchent qu'elles ne donnent lieu à ces maladies, ou que, si elles sont déja formées, elles ne les entretiennent plus outre.

Maladies contre lesquelles elles sont utiles.

§. XXVIII.

Comme donc la perte de l'Appetit, le dégout, les raports, les maux de cœur, les gonflemens d'Estomac, les oppressions & les tensions qui se font sentir aux environs du cœur & qui vont jusqu'au dos & aux épaules tirent, pour l'ordinaire, leur origine des Viscosités, ou des matières crues & indigestes qui croupissent dans l'Estomac; on ne sauroit imaginer aucun

De leur usage dans tous les cas qui viennent du défaut de digestion.

cun remède plus efficace & plus affuré contre ces indifpofitions, que l'ufage de ces Eaux améres : Car fi on en boit convenablement pendant quelques jours, non feulement elles entrainent peu à peu ces matières durcies & tenaces ; mais de plus elles fortifient tellement l'Eftomac, qu'il en fait enfuite incomparablement mieux toutes fes fonctions.

§. XXIX.

Dans l'Hypocondriafme & dans les affections, qui en font les fuites.

Les affections qui ont accoutumé de chagriner les Hypocondriaques, telles que font les embarras ou le ferrement de poitrine, la difficulté de refpirer, les foulèvemens de cœur, la paleur du vifage, la pefanteur ou l'abbattement du corps, un fommeil interrompu & troublé par des fonges effraïans, la conftipation du ventre, la trifteffe, les douleurs de dos & de tête, les palpitations de cœur, les vertiges, la froideur des extrémités du corps & autres, ces affections, dis-je, ont le plus fouvent leur Source dans la conftriction fpafmodique & dans le gonflement ou la tenfion exceffive, tant du ventricule, que des inteftins, laquelle eft l'effet des vents qui

qui y ſont retenus, ſur-tout dans les endroits où ces inteſtins ſe replient. Comme donc ces vents, ces gonflemens & ces conſtrictions ont, à leur tour, pour cauſe tant les humeurs groſſiéres, acides ou bilieuſes, qui ſe corrompent, que ſur-tout la diminution & l'affoibliſſement du reſſort & du mouvement périſtaltique qui ſert, tant dans l'Eſtomac que dans les inteſtins, à l'expulſion des matières fécales; il eſt aiſé de voir, que dans ces cas on ne ſauroit emploïer des remèdes plus ſalutaires que ceux qui peuvent rendre aux inteſtins la liberté & la force néceſſaires pour chaſſer doucement de leurs cavités & de leurs replis les matières qui y ſéjournent. Cependant quoi que ce ſoit une choſe connuë de tous les Médecins qui ont quelque expérience, que dans les affections ſpaſmodiques venteuſes & hypocondriaques, non ſeulement l'évacuation par les Selles eſt très difficile à procurer & ne réüſſit, pour l'ordinaire, point; tellement qu'il ſe paſſe des deux & trois jours avant que les patiens aillent du ventre & que les vents leur montent tous dans l'Eſtomac; mais que de plus on ne ſauroit uſer de trop de prudence & de précaution pour ne point nuire aux malades pendant qu'on veut les purger ; quoique, dis-je, chacun connoisse ces difficultés, on ne sauroit croire, combien de fautes & de fautes grossières & inexcusables il se commet tous les jours dans ces sortes de cures. Car la mode est dans ces cas d'ordonner, ou de forts purgatifs, ou, au moins, des pilules purgatives d'Aloé, ou de fatiguer tous les jours les malades par de nouveaux clystères : Mais plus on les tourmente par ces moïens hors de Saison, plus leur indisposition augmente & devient fâcheuse ; tellement que, quoi qu'après l'usage de ces moïens il leur arrive d'aller quelques fois à Selle, dès que l'operation en cesse, ils se trouvent plus resserrés qu'auparavant & leur ventre se tend & se remplit de vents plus que jamais. Veut on, d'un autre côté, pour éviter ces pernicieuses suites, se servir de remèdes plus doux & simplement laxatifs, comme sont la Casse & la Manne, on a à craindre, d'abord, que les malades ne s'en accommodent pas & ne s'en dégoutent; mais sur-tout que ces mêmes remèdes n'augmentent les ventosités &

& d'autres incommodités ; ainſi que cela arrive ſouvent, lors ſur-tout qu'on ne les ſait pas bien ordonner. Les préparations de Rhubarbe ſeroient bien les remèdes les plus ſurs ; mais elles ne font pas aſſés d'effet & ne ſont pas capables d'enlever le mal entièrement. Et pour ce qui eſt enfin des Pilules mêmes polycreſtes balſamiques de *Becher*, quoi que ces Pilules ſoient le meilleur & le plus ſur purgatif que l'on ait eu juſqu'ici, on voit cependant tous les jours, par l'expérience, qu'elles ne font quelquefois aucun effet & qu'il y a bien des Hypocondriaques, ceux ſur-tout qui ſont ſujets à des ébullitions de ſang, qui ne peuvent pas les ſuporter & à qui elles cauſent les Hémorrhoïdes cachées, avec de grandes douleurs & de grandes incommodités. Mais je puis aſſurer en toute vérité, qu'il ne s'eſt point trouvé de remède plus propre pour dégager & tenir le ventre libre dans les affections Hypocondriaques, que l'uſage de nos Eaux améres. Je pourrois, pour le prouver, en appeller au témoignage de pluſieurs perſonnes de diſtinction, qui ſont vivantes, leſquelles pendant pluſieurs années n'étoient pas allées une feule fois à Selle, fans le fecours de quelque clyftère ou de quelques Pilules; mais qui après avoir ufé de ces Eaux ont eu conftamment le ventre libre fans aucun autre fecours. Mais il n'y a perfonne, qui après ce que nous avons dit jufques ici, ne puiffe en être fuffifamment convaincu.

§. XXX.

Dans les Fièvres intermittentes & autres Fièvres lentes.

Les Fièvres qu'on appelle tierces & quartes, de même que les Fièvres lentes, où l'on tombe à la fuite d'autres maladies, par la foibleffe de l'Eftomac & le défaut de digeftion, ou qui font des reftes d'une Fièvre intermittente mal guèrie, ces Fièvres, dis-je, ont la plupart leur caufe & leur foïer dans les prémières voïes & fur-tout dans le *duodenum* & viennent d'une Bile corrompue & d'une abondance d'acides & de vifcofités, qui y font produites principalement par les excès que l'on commet dans le manger, par la froideur, l'humidité & les changemens fubits d'air qu'on éprouve au Printems & en Automne, par l'interruption de la tranfpiration & par les Paffions qui viennent à charger l'Ame fur-tout avant, ou après

après les repas. On ne peut point non plus guerir mieux ces Fièvres & plus promptement, qu'en vuidant par des remèdes assés forts, mais cependant innocens, ces impuretés qui se sont amassées dans le corps. Ainsi, comme nos Eaux améres ont pour cet effet une force excellente, il n'y a pas lieu de douter, que l'usage n'en soit particulièrement utile & convenable dans ces sortes de Fièvres : & je sais aussi nombre de personnes qui en ont été entièrement délivrées en très peu de tems par ces Eaux seules, à ceci près, que j'ai fait prendre à quelques unes d'une Opiate fébrifuge, dont j'ai accoutumé de faire usage & dans laquelle il n'entre pas autant de Quinquina, que d'autres drogues qui ne dérangent point l'Estomac.

§. XXXI.

Dans les Pâles couleurs & la Cachexie des Femmes.

On sait aussi, par une expérience très bien établie, que ces Eaux de Sédlitz font un très bon effet dans la Cachexie, ou dans les pâles couleurs des Femmes ou Filles, qui n'étant pas bien réglées, souffrent des douleurs de membres accompagnées d'abbattement, ont peine à respirer, perdent l'appetit & sentent continuellement une chaleur brulante, qui les fait maigrir excessivement. Après en avoir bu pendant quelques jours, au bout desquels on leur ouvre la veine du pied & on leur fait prendre des Pilules balsamiques & un Elixire Alcalin, leurs ordinaires reprennent leur train & elles recouvrent parfaitement la Santé. Car quoique cette Maladie ne vienne, comme nous l'avons dit, originairement & principalement que de la suppression des règles & de l'épaissement & du défaut de circulation du sang dans les Viscères; cette suppression ne laisse pas d'entrainer après soi de grands desordres, entant qu'elle empêche l'action du Ventricule & ruïne la digestion: Car par-là elle est cause que les Sucs salivaires, qui dégoutent continuellement des glandes de l'Oesophage, du Ventricule & du *duodenum* & qui avec le Suc pancréatique & l'humeur bilieuse servent au dilaïement & à la digestion des viandes, que ces Sucs, dis-je, se corrompent & se chargent d'impuretés; tellement qu'il ne se forme plus aucun chyle loüable & que le Ventricule & les intestins se remplissent d'acides & de crudités, qui

qui mêlées au chyle & portées avec lui dans la Masse du sang le salissent & l'infectent de plus en plus & rendent de jour à autre le mal plus fâcheux & plus opiniâtre. C'est pourquoi, si l'on veut y rémedier & le guérir radicalement, on doit sur-tout chercher à nettoïer les prémières voïes des impuretés dont elles sont remplies & à rétablir l'appetit & la digestion : ce qui étant fait, on pourra emploïer avec succès les autres remèdes qui sont particulièrement destinés à rétablir le cours des menstrues.

§. XXXII.

Dans l'enflure cachetique tant chés les Femmes,

Ces mêmes Eaux, jointes à la saignée, soulagent aussi à souhait les Femmes qui, après avoir passé cinquante ans ont entièrement cessé d'être réglées & chés qui la quantité excessive du sang qui ne se décharge plus produit divers mouvemens bisarres, des ébullitions, des chaleurs qui vont & viennent par tout le corps, des ventosités, des dégouts, des douleurs de tête, des enflures de pieds & d'autres grandes incommodités : Car ces Eaux rétablissent & augmentent l'appetit, dissipent les enflures &

 ren-

rendent à tout le corps ſa vigueur & ſa force. Nous avons vû auſſi des Hommes, de quarante à cinquante ans, qui étant trop aſſidus à l'étude & menant une vie trop ſédentaire & méditative étoient devenus tout bourſoufflés, avoient le ventre & les Hypocondres enflés, manquoient d'appetit & étoient incommodés après leurs repas de quantité de raports déſagréables ; mais qui aïant bû de nos Eaux s'en étoient trouvés tout-à-fait ſoulagés. Je dois cependant avertir ici, que dans leur cas on doit boire de ces Eaux plus long-tems & en plus grande quantité, qu'on ne feroit dans d'autres : d'après quoi, le ventre aïant recouvré ſa liberté, les raports ceſſent, les vents gagnent les parties inférieures, les inteſtins reprennent leur reſſort, l'enflure & les diverſes humeurs qui la cauſoient ſe diſſipent & diſparoiſſent. Par où l'on voit que nos Eaux ont auſſi cette excellente propriété, qu'elle met en mouvement & chaſſe les aquoſités qui s'arrêtent çà & là dans les pores & qu'elle rétablit la vigueur & la force tant des inteſtins, que des parties extérieures, & ſur-tout aux Muſcles des jambes & des pieds.

que chés les Hommes.

§. XXXIII.

§. XXXIII.

J'ai encore remarqué chés diverſes perſonnes, que les Eaux de Sédlitz, & leur Sel, diſſout dans de bonne Eau légére, avoient une Vertu particulière pour nettoïer le Sang & la Lymphe de toute Matière ſcorbutique & autres impuretés. Nous voïons de nos jours certaine Fièvre pourprée ſcorbutique lente, laquelle étoit entièrement inconnuë il y a cinquante ans, mais qui aujourd'hui gagne & ſe repand de plus en plus & fait bien du mal à ceux qu'elle attaque, aïant particulièrement cela de fâcheux & qui chagrine le plus & les Malades & les Médecins, que dans le tems qu'on croit en être guéri, elle revient facilement en peu de tems. Je dis donc que je n'ai rien trouvé de plus convenable & d'un plus promt ſecours pour vaincre & dompter l'opiniâtreté de ce mal, que de boire, pendant quelques jours, à l'entrée du Printems de nos Eaux améres, après quoi on uſe auſſi pendant trois Semaines ou un Mois de celles de Lauchſtatt, ou de Selter : ce moïen n'aïant jamais manqué à procurer aux patiens un très grand ſoulagement & les

Contre toutes ſortes d'impuretés dans le Sang & dans la Lymphe & particulièrement contre la Fievre Scorbutique.

les aïant même entièrement délivrés de cette maladie. Et c'est une chose des plus remarquables sur ce sujet, que les Eaux Martiales de Lauchstatt, qui d'elles mêmes ne sont point purgatives du tout, aussi bien que celles de Selter, qui sont d'ailleurs si douces, étant ainsi prises, une prémière fois même par ces derniers malades, les purgeoient si efficacément, qu'à peine pouvoient ils s'asseoir sur leur derrière: & qu'au contraire, lorsque, l'année suivante, ils burent de nouveau de ces Eaux, après celles de Sédlitz, elles ne leur firent faire que très peu de Selles; parce que les matières acres, qui se jettoient auparavant dans les boïaux, avoient été emportés par la prémière cure.

§. XXXIV.

Dans les Hémorrhoïdes & dans les Maladies qui viennent de leur rétention.

Il est des Hommes que la trop grande abondance de sang & le défaut de circulation assés libre dans les Viscères de l'abdomen rend sujets aux Hemorrhoïdes, lesquelles lorsqu'elles ne coulent pas bien, les incommodent extrêmement: car si ce sang retenu se jette sur l'Estomac & sur les intestins, il y cause de vives tran-

tranchées & de violentes douleurs, auſſi bien que dans le dos ; & ſi de plus il monte à la poitrine & à la tête, il y cauſe des oppreſſions, des nauſées, des difficultés dans la reſpiration, une toux ſéche, des peſanteurs de tête & une profonde triſteſſe: & pendant tout ce tems là ces perſonnes ſont toûjours fort reſſerrées, n'allant que peu, ou point du ventre. Pour guerir cette Maladie les Médecins ont accoutumé de recourir d'abord aux Pilules qu'on appelle *Polychreſtes*, dont les principaux ingrédients ſont L'aloé & d'autres gommes balſamiques, par le moïen deſquelles ils cherchent à dégager le ventre & à ouvrir les veines de l'anus. Mais quoi qu'on puiſſe emploïer ces Pilules avec un grand ſuccès chés diverſes perſonnes & principalement chés celles qui ſont d'un temperament plus froid & flegmatique & chés les Femmes : comme l'uſage en devient aujourd'hui exceſſivement commun & que divers Médecins, qui prétendent témérairement que la plupart des Maladies chroniques viennent de la ſuppreſſion ou du derangement du flux Hémorrhoïdal, en font leur Selle à tous chevaux & les ordonnent à tout bout de champ, sans distinction de temperament, d'âge ni de sexe; il n'y a pas lieu de s'étonner, si par l'usage trop fréquent & trop long qu'on en fait & qu'on étend quelquefois à plusieurs semaines, il se trouve, qu'elles causent plus de mal, qu'elles ne font de bien. En effet, si on en fait prendre, sur-tout un peu souvent, à des personnes trop replètes & délicates & chés qui la Masse du Sang est chargée d'impuretés, elles les purgent bien d'abord heureusement; mais à la longue elles ne les purgent plus & ne font plus qu'échauffer & mettre le Sang dans une agitation dereglée, sur tout vers le bas du dos & des intestins; tellement que l'on sent une pression douloureuse dans le dos & vers *l'os sacrum* & qu'il se forme dans les extremités du *Rectum* ou boïau culier des tumeurs extrêmement douloureuses, qui sont ce qu'on appelle Hémorrhoïdes cachées & qui souvent, sur-tout lorsqu'on ne les traite pas bien, dégénérent en fistules très difficiles à guérir. Mais l'usage de nos Eaux buës convenablement, après une saignée, est un remède incomparablement plus sur & préférable de

toutes

toutes manières pour ces ſortes de perſonnes ; puiſque non ſeulement elles appaiſent la violence des Symptomes & calment les douleurs, mais que de plus, aidées d'une douce fomentation, elles font couler à ſouhait les Hémorrhoïdes, ſi tant eſt que l'on y ait de la diſpoſition. C'eſt ce qui arrive ſur-tout ſi l'on fait prendre aux malades, non tant des remèdes qui échauffent, comme de legers antiſpaſmodiques, au nombre deſquels je mets particulièrement ma *Liqueur anodine minerale*, mêlée avec la Teinture de Tartre & l'Eſſence de crocus : car cette Médecine priſe en tems convenable eſt également propre & à arrêter le flux immoderé des Hémorrhoïdes & à les faire couler dans le beſoin.

§. XXXV.

Une autre Maladie enfin fort commune, mais particulièrement chés les Enfans, eſt celle des Vers, leſquels ont quelquefois leur demeure dans l'Eſtomac, mais plus ſouvent & à l ordinaire dans les plis & dans les recoins des inteſtins ſuperieurs, où en en rongeant & tiraillant les tuniques ner-

Chés les Enfans contre les Vers & leurs effets.

nerveuses ils causent des douleurs cruelles & diverses incommodités dangereuses & quelquefois mortelles. Comme tous les Sels sont généralement contraires aux Vers & les tuent par leurs pointes acres & tranchantes, il s'ensuit évidemment que les Eaux de Sédlitz, qui contiennent une quantité considérable d'un Sel acre & amer doivent pareillement produire cet effet; & cela d'autant plus, que ce Sel naturel est plus puissant & plus pénétrant. A quoi je dois ajouter, que ces Eaux possèdent une force purgative & par cet endroit, ne tuent pas seulement les Vers, mais les emmènent aussi par les Selles, avec les impuretés qui leur servoient de nid & de retraite; deux effets qu'aucun autre Médicament ne sauroit guères operer seul. On peut ainsi en toute sureté faire prendre ces Eaux aux Enfans contre les Vers, suivant leur force & leur âge, depuis deux onces jusqu'à trois, ou plus; non pas pure pourtant, mais avec quelqu'autre vehicule, qui en tempére l'amertume.

§. XXXVI.

XXXVI.

Les Eaux & le Sel de Sedlitz peuvent auſſi ſervir de préſervatifs & ſervir pour des cures tant au primtems & en automne.

Si ces Eaux ont ainſi des proprietés particuliéres & reconnuës pour la guerifon de pluſieurs maladies differentes, elles ne ſont pas moins un préſervatif excellent & aſſuré contre les mêmes maladies. Pluſieurs perſonnes ont la louable coutume, lors que le Printems eſt venu, de ſe purger, afin de ſe débaraſſer des ordures qui ſe ſont amaſſées dans le corps pendant l'Hiver & de couper chemin aux maladiès qu'elles pourroient leur attirer: ce que d'autres font auſſi à la fin de l'automne, pour s'aſſurer contre les dangers de l'Hiver pour lequel effet on ſe ſert communément d'un Vin médicinal laxatif. Mais on peut auſſi très bien, ſur tout quand on eſt fort ſanguin, ſe ſervir dans les mêmes fins de nos Eaux améres ou de leur Sel, pendant cinq, ſix, ſept jours ou plus encore, apres s'être fait ſaigner précédemment: à côté de quoi on pourra, pour ſe fortifier l'Eſtomac & chaſſer ce qu'on a de vents, prendre à l'heure du diner & quelquesfois auſſi à l'heure du ſouper, ou avant que de ſe mettre au lit, environ, quarante à cinquante goutes d'Essence d'écorce d'Orange bien préparée ; par où l'on s'assurera contre toutes sortes de maladies. Et même aussi toutes les fois que, soit dans la maladie, soit pour la prévenir, il conviendra de nettoier le corps, on ne sauroit user d'aucune Médecine plus salutaire & plus assurée que nos mêmes Eaux, prises à discrètion pendant un ou deux jours, ou de deux en deux jours.

Que lors aussi qu'on voudra se purger en d'autres tems.

XXXVII.

Elles conviennent sur tout mieux que quelles autres que ce soit, lors qu'on veut faire une Cure d'EauxMinerales.

Mais il n'y a surtout point d'occasion où ces Eaux & ce Sel puissent être emploiés plus à propos pour se purger, que quand on veut faire une Cure d'Eaux Minerales. Car on sait, que quand on veut prendre dans les règles & pour une cure parfaite quelles Eaux Minerales que ce soient, aigrelettes, chaudes, ou autres, soit de Carlsbad, d'Ems, de Selter, ou d'ailleurs, on doit y préparer le corps par une purgation ; afin que l'Eau puisse pénétrer par tout sans obstacle & que l'effet n'en soit pas empêché par les ordures qui se trouvent dans l'Estomac & dans les intestins.

ſtins. On réïtére encore les purgations tant au milieu, qu'à la fin de la cure, afin d'en faciliter le ſuccès & d'emmener entiérement les Eaux qui peuvent être arrêtées dans les inteſtins & dans les autres parties glanduleuſes & pour aſſurer d'autant mieux les bons effets qu'elles ont produits & mis en train. Or on ne ſauroit aſſés decrire les pernicieux effets que produiſent dans ces occaſions tous les purgatifs violens, tels que ſont la Coloquinte, la Scammonée, le Jalap, l'*Elaterium* l'Hellebore & autres, que *Campége*, *Van Helmont* & *Bontekoe* appellent avec raiſon des Poiſons & des Médecines meurtriéres. Car ces purgatifs violens, ſi on les prend avant la Cure, ou pendant la Cure, affoibliſſent plus qu'on ne ſauroit le dire & ruinent preſqu'entiérement le reſſort & le mouvement tant du Ventricule que des Inteſtins; le quel eſt cependant d'une abſoluë néceſſité pour le ſuccès & la perfection de la Cure; tellement que les malades pour la plupart, à meſure que ces rémèdes les font aller à Selle éprouvent des maux de cœur accompagnés d'abbattement & de dégout, & qu'encore deux & même trois jours après, les Eaux ne leur peuvent presque point passer ni par le ventre ni par les urines, mais leur gonflent le corps & leur causent diverses incommodités. Et si on en use après la cure finie, ils nuisent encore plus aux mêmes organes & causent des constrictions spasmodiques, des gonflemens, des nausées violentes & des superpurgations énormes; de maniére qu'au lieu de se trouver bien d'avoir pris les Eaux on en est beaucoup plus malade qu'auparavant. Mais on n'a pas le moins du monde à craindre tous ces inconveniens, si, au lieu de purgatifs nuisibles & malfaisans, on se sert des Eaux, ou du Sel de Sédlitz. On fera donc bien, en commençant une pareille Cure d'Eaux Minerales, de prendre une dose convenable de ce Sel de Sédlitz, qu'on fera fondre dans une chopine de l'eau qu'on voudra boire & de s'y préparer ainsi par une douce évacuation des matiéres qui pourroient y faire obstacle. On ne sauroit de même faire mieux vers lafin d'une pareille Cure que de se purger de nouveau par des remèdes salins ou autres doux laxatifs : & c'est en effet, sur tout depuis quel-

que

que tems, ma pratique & une Coutume que j'ai introduite à Carlsbad, qu'après l'usage des Eaux, on prenne pour cet effet une quantité suffisante de Manne, mêlée avec un Sel, tel que le nótre : ce qui a quelquefois fait faire jusqu'à dix selles & vuidé une grande quantité d'aquosités & d'humeurs indigestes. C'est ce qu'on peut pratiquer aussi avec un très grand fruit dans l'usage des Bains chauds, ou autres, lors qu'on juge nécessaire de se purger soit avant, soit après les Bains.

XXXVIII.

Mais je crois en avoir assés dit pour faire connoitre les excellentes qualités de nos Eaux & de leur Sel & dans quelles maladies principalement on peut en user avec fruits. C'est pourquoi je vais passer à marquer, de quelle maniére, en quelle quantité & pendant combien de tems on doit les prendre & comment on pourra tres bien les mêler avec d'autres médicaments. Et pour ce qui est d'abord des Eaux, je dis que pour les personnes adultes, la dose en est depuis une Livre jusqu'à deux, sui-

De quelle maniére on doit user de l'Eau & du Sel deSédlitz.

Dose de l'Eau.

vant que ces personnes sont plus ou moins faciles à émouvoir. On doit se faire de la peine d'en prendre en plus grande quantité. Et même chés ceux qui sont bien délicats & bien sensibles, cinq à six tasses à caffé pleines suffisent souvent pour les purger & leur faire faire jusqu'à cinq, ou six Selles. Pour ce qui est des Enfans, on peut leur en faire prendre à proportion de leur âge deux, trois ou quatre onces; mais on ne doit pas les leur donner pures, mais les mêler avec quelque véhicule commode.

Dose de Sel.

Quant au Sel, il suffit, pour les personnes faites, d'en prendre depuis demi once jusqu'à une once & demi: & même ceux qui sont d'une constitution délicate peuvent s'en tenir à deux, ou à trois drachmes. On fait fondre ce Sel dans de l'eau de fontaine bien pure & qui ne charie pas de la chaux, ou, pour le mieux, dans une Eau Minerale douce, comme sont celles de *Wildungen*, de *Spaa*, d'*Ems*, ou de *Pfeffers*, ou bien encore dans une Eau Martiale, telle que celle de Lauchstatt: & l'ordinaire est de prendre une Livre d'eau pour chaque demi once de Sel. Ces quantités déterminées tant des susdites Eaux de

Tems de les prendre.

Séd-

Sédlitz, que de leur Sel fondu, doivent etre prifes le matin, de bonne heure; non trop froides, mais un peu adoucies, & on doit les boire peu à peu, dans l'efpace d'un quart d'heure. Une heure après, on peut prendre quelques Taffes de Caffé, de Thé Boe, ou de quelqu'autre infufion de bonnes Herbes: ce qui étant fait, on ne manquera point au bout de quelques heures d'être obligé d'aller jufqu'à quatre, cinq, fix fois & plus à Selle & on fe trouvera débaraffé de quantité de mauvaifes matiéres.

§. XXXIX.

Comment on en peut faire une Cure?

Quant au nombre de fois que l'on doit ainfi prendre de ces Eaux, & au tems que l'on doit emploier à cette cure, je l'ai déja marqué cidevant, en parlant des diverfes maladies aux quelles elles conviennent & au plus ou moins d'obftination defquelles l'ufage endoit être proportionné. Ainfi je me contenterai de faire encore ici fur ce fujet une ou deux obfervations. L'une eft, que fi l'on trouve à propos de faire une Cure entiére avec ces Eaux, comme on fait avec les autres Eaux Minerales, ſoit au Printems, ſoit en Automne, ou même deux fois l'année; on les boit, en la maniére qui a été marquée dans le paragrafe précédent, pendant huit à dix jours: ce que l'on ne fait pas cependant conſecutivément, mais en mettant deux jours d'intervalle après les quatre ou cinq premiers; après quoi on ſe remet à boire de ſuite pendant les quatre ou cinq jours ſuivans, pour achever la cure. Au reſte il n'eſt abſolument point convenable d'uſer pendant qu'on prend ces Eaux, de beaucoup d'autres Médecines: & il n'eſt, en particulier, point néceſſaire de ſe purger, ni avant, ni après la Cure, comme on eſt obligé de le faire quand on boit d'autres Eaux; Mais il ſuffit que l'on ſe ſerve, pour ſe fortifier l'Eſtomac, de quelque puiſſant Stomachique, entre les quels je recommande ou une bonne Eſſence amére d'Ecorce d'Orange, ou l'Elixire ſtomachique du D. *Michael*, ou la mienne, ou auſſi l'Eſſence d'Abſynte compoſée, de l'une ou de l'autre des quelles on pourra prendre une quarantaine de goutes dans le dernier verre de ce que l'on boira à ſes repas.

Quelle Médecine on peut prendre pendant cette Cure?

§. XL.

XL.

Quelle diète on doit y observer?

Mais on doit être d'autant plus sur ses gardes par raport à la diète qu'on doit observer, afin de ne rien manger qui soit difficile à digerer, qui puisse produire des vents, ou dans quoi il y ait beaucoup de Sel ou d'acide, comme sont la patisserie, le poisson Salé, la chair Salée, les légumes & en général de ne se point surcharger l'Estomac. La meilleure Boisson dont on puisse user est une Bierre legére, bien cuite & bien rassise, ou un bon vin stomachal, tels que sont les vins vieux du Rhin, ou de Hongrie : à l'égard des quels on doit cependant toujours observer de n'en pas boire outre mesure. On doit aussi prendre garde, au possible, de tenir son esprit libre de toute agitation & de ne le point laisser échauffer par la colère ou par la jalousie ni abbattre par la peur, par les soucis ou par la tristesse, par ce que toutes ces diverses passions sont essentiellement contraires à la santé & empêchent sur tout particulierèment les Eaux de produire un bon effet. Et comme enfin l'exercice est généralement utile & est sur tout recherché quand on boit les Eaux, parce qu'il en facilite le passage, on ne doit point manquer d'en prendre aussi quand on usera des nôtres, sur tout lors que le tems sera beau & principalement une heure avant le diner, ou vers les quatre heures du Soir.

XLI.

On peut utilement mêler les Eaux & le Sel de Sédlitz avec d'autres médicaments, comme avec la Manne.

Outre l'usage que nous venōns de marquer, on peut aussi mêler les Eaux & le Sel de Sédlitz avec d'autres Laxatifs doux, tels que sont la Manne & la Rhubarbe : ce qui en augmente considerablement la force & l'effet; de manière qu'on n'a pas besoin d'en prendre en aussi grande quantité, que l'on feroit sans cela. Par exemple, si on fait fondre une once de Manne dans trois onces de quelque eau distillée & qu'on mêle à cette solution deux drachmes de Sel de Sedlitz, ou quatre onces de l'eau du même endroit, cette mixture fera un effet beaucoup plus grand, que ne feroient trois onces de Manne

avec la Rhubarbe.

Seule. Si, de même, on fait infuser deux drachmes de Rhubarbe dans qua-

quatre onces de notre Eau & que l'on y joigne environ une demi once de Syrop de Chicorée avec la Rhubarbe, cette Médécine opérera beaucoup plus, que ne feroit une Livre entiére d'Eau de Sédlitz. Les Pilules balſamiques, que l'on compoſe avec des Gommes avec des Extraits amers, avec l'Aloé corrigé & avec l'Extrait d'Hellébore noir, produiſent généralement de bons effets; mais quand il faut vuider beaucoup d'humeurs, elles ſe trouvent trop douces & ne peuvent point y ſuffir : au contraire ſi, le ſoir avant que de ſe mettre au lit, on prend une quinzaine de cette ſorte de pilules & que, le lendemain matin, on boive quatre onces d'Eau de Sédlitz, ou deux drachmes de Sel fondu dans de l'autre eau, l'effet en ſera beaucoup plus conſiderable & tout à fait tel qu'on le ſouhaittoit. Et comme de ces mêlanges & autres ſemblables, qu'on peut faire de nos Eaux améres & de notre Sel avec d'autres médicaments, ſuivant qu'on le trouve bon & que l'état des malades peut le demander, il en reſulte à chaque fois des effets particuliers; il eſt certain, qu'outre les occaſions de s'en ſervir que nous avons indiquées

On peut auſſi leur joindre des Pilules balſamiques.

quées ci deffus, on peut encore les rendre fpécifiques pour d'autres maladies & les y emploier avec un fuccès également heureux & avantageux de quoi nous donnerons encore quelques exemples ci après.

XLII.

De l'emploi qu'on peut faire des Eaux & du Sel de Sèdlitz exterieurement en clyftère

Je dois enfin dire encore quelque chofe de l'ufage qu'on peut faire extérieurement tant de nos Eaux amères, que de leur Sel. Surquoi je puis affurer fur tout, qu'on peut fe fervir très utilement de ces Eaux en clyftères, lorsque les malades fe trouvent refferrés & ont les inteftins remplis d'une quantité exceffive d'excrements & de ventofités : auquel cas on peut emploier ces Eaux ou feules, ou plutôt mêlées avec quelque peu de Manne, ou bien auffi d'huile de Raves, ou de celle d'olive ou de Chamomille : & ces Clyftères conviennent en particulier très fort aux Hypocondriaques & aux Femmes atteintes de Paffions Hyfteriques, pour attirer vers le fiège les vents & les humeurs groffières qui embaraffent & gonflent les inteftins. On peut auffi pour ce même effet faire entrer dans les Cly-

Clystères le Sel de Sédlitz, depuis deux drachmes jusqu'à quatre, en place du Sel commun. Je crois bien aussi que cette Eau amère seroit encore très propre à emploier en lotion, pour nettoier de vielles ulcères sordides : Car quoi que je n'en aie encore fait aucune expérience de cette espèce, je puis bien leur attribuer avec raison cette qualité ; puisqu'elle se trouve dans d'autres liqueurs Salines, comme est celle qu'on fait avec le *lapis medicamentosus Crollii*, qui étant feringuée dans les ulcères caverneux les nettoie & les met en état de se consolider.

en lotion pour les ulcères & les vielles plaies.

§. XLIII.

Mais comme il n'y a aucune Médecine, si excellente soit elle, qui étant prise inconsiderèment & hors de saison, ne puisse faire du mal ; je dois, pour la fin, indiquer ici quelques précautions que l'on doit bien observer dans l'usage que l'on fera de nos Eaux

Précautions

I. Comme j'ai fait voir aulong ci devant, que la force ou la vertu de ces Eaux consistoit principalement dans leur Sel, que de plus elles en conte-

On ne doit point boire les Eaux en trop grande

quantité ni trop long-tems.

contenoient une assés grande quantité & qu'enfin leur efficace se deploie sur-tout sur le ventricule & sur les intestins, lesquels elles vuide de toutes les impuretés qui s'y trouvent; il est très naturel de penser, qu'on ne doit point en boire une trop grande quantité, ni en user trop longtems; parce qu'autrement la quantité de Sel qu'elles contiennent attaqueroit avec le tems trop fortement les tuniques nerveuses des intestins & il seroit à craindre qu'à la fin elles ne portassent trop de Sels dans le sang: au quel cas elles feroient plus de mal, qu'elles n'auroient fait de bien.

Les personnes replètes en doivent prendre beaucoup.

II. Quand ce seront des personnes replètes & chargées d'embonpoint qui prendront les Eaux de Sédlitz, il ne suffira pas qu'elles en boivent dans une dose considerable; mais elles doivent les boire plusieurs jours consécutivement : Sans quoi & si elles n'en beuvoient que pendant deux ou trois jours, les Eaux ne feroient que mettre les mauvaises humeurs en mouvement & ne pourroient point les entrainer, comme il convient qu'elles le fassent; & par là elles leur causeroient divers facheux accidens, des vents, des gonflemens, des

des embarras, des raports & autres ſemblables.

Dans l'obſtruction des Viſcères elles ne conviennent pas autant que les aigrelettes.

III. Il eſt bien des Maladies qui ont leur cauſe dans l'obſtruction des vaiſſeaux capillaires des Viſcères & particulièrement du Foye, de la Rate & des Poumons, auſſi bien que des glandes, lorſque ces vaiſſeaux & ces glandes viennent à ſe farcir d'humeurs groſſières & viſqueuſes. Or la raiſon dicte, que, ſoit pour prévenir, ſoit pour réſoudre ces obſtructions de ces petits vaiſſeaux, rien ne ſauroit mieux convenir, que l'Eau, la quelle, étant un peu animée, a la proprieté de pouvoir en même tems pénétrer dans ces canaux êtroits & dilaier & emmener avec elle les humeurs épaiſſies qui les bouchent. Mais comme nos Eaux de Sédlitz charient une quantité conſiderable de Sels, ce qui fait qu'il ne convient point d'en boire beaucoup ; ce qu'on en oſe boire ne ſauroit ſuffir à l'effet dont il s'agit. Cependant comme l'Eeau pure n'eſt pas aſſés active & pénétrante & que d'un autre côté, elle affoiblit & relache les parties qu'elle arroſe, il convient abſolument de la lier avec un Sel ſubtil & proportionné à ſa deſtination, & qui par ſes

ſes doux picottemens puiſſe ſecouer legèrement les vaiſſeaux & faciliter le paſſage & l'action de l'Eau. Ainſi comme les Eaux aigrelettes contiennent de pareils Sels alcalis & de qualité moienne & peuvent être bues en quantité, ces Eaux ſont généralement plus convenables pour ces ſortes de maladies qui viennent d'obſtruction, que ne le peuvent être les nôtres. On peut cependant auſſi tirer le même ſervice de ces dernières, en en mêlant une partie avec deux parties d'eau de fontaine claire & legère, ou d'eau de pluie nette ou de quelqu'autre eau martiale; ou bien, en cas qu'on ne pût point en avoir de bonne, avec une décoction d'orge; duquel mêlange on pourra boire chaque jour entre un pot & demi, & deux pots, en prenant dans les intervalles un exercice rêglé & uſant d'une bonne diète.

Elles ne ſont pas bien chés les perſonnes délicates & ſujettes aux convulſions.

IV. Ces Eaux ne conviennent point non plus toutes pures aux perſonnes qui ſont d'une conſtitution trop délicate & ſujettes à de fréquentes affections ſpaſmodiques, non plus qu'à celles qui ont ſouvent des Diarrhées ou des Coliques convulſives: Car comme tous les Sels généralement

ment pris dans une forte dose nuisent à ces personnes là & peuvent facilement leur causer de nouvelles attaques & plus dangereuses ; autant en feroit cette Eau, qui est chargée de quantité de parties Salines.

V. Les Personnes qui ont les poumons gâtés, ou ulcerés & qui sont sujettes aux maladies du genre nerveux feront bien aussi de ne point prendre les Eaux de Sédlitz pures ; mais de les temperer de la manière que nous avons dite, ou en les mêlant avec du lait de Chévre : comme on en use avec celles de Selter.

Ni chés ceux qui ont les poumons attaqués ; à moins qu'on ne les méle avec du lait de Chévre.

VI. Comme encore il ne convient point d'ordonner des Sels dans l'Astme convulsif, dans lequel les parties nerveuses souffrent beaucoup, & que cela feroit sur-tout pernicieux s'il y avoit de l'enflure dans la poitrine, nos Eaux n'y conviennent point non plus ; parce que par leur acreté elles ne feroient qu'irriter davantage les parties, sans enlever par là la cause du mal, lequel vient communément d'un polype qui se forme dans le cœur, ou d'une obstruction du Foye.

Ni dans l'Astme convulsif

VII. Quand les Femmes sont en couche on fait bien de leur faire pren-

ni chés les Femmes en couche

prendre de legers laxatifs, pour faciliter & soutenir les vuidanges : Mais nos Eaux de Sédlitz ni les autres Sels ne sont point propres pour cela & il est plus sur de se servir dans ces occasions des Pilules de *Becher*, ou de *Stahl*, ou des miennes, que j'appelle balsamiques.

ni dans l'Hydropisie.

VIII. Si le corps est enflé & s'il y a déja des Eaux extravasées soit dans les envelopes soit dans la cavité de l'abdomen, nos Eaux ne sauroient y rémédier ; mais feront plus de mal, que de bien.

XLIV.

Conclusion, où l'on réfute ce qui a été dit, que ces Eaux charioient de l'Arsenic.

Voilà ce que j'avois à dire sur les principes, les vertus & l'usage de ces nouvelles Eaux : & je ne doute point, que tous ceux qui le liront avec attention & qui seront capables d'en juger n'y reconnoissent, que non seulement ces Eaux ne sont point malfaisantes ; mais qu'au contraire elles possédent de très grandes qualités & que je n'ai rien outré dans l'éloge que j'en ai fait. Cependant, comme l'ignorance & l'envie sont si grandes chés une partie de ceux qui exercent la Médecine, qu'ils ne discontinuent

nuent point de décrier ces Eaux; jusques là que dernièrement il m'est revenu de bon lieu, qu'un Médecin assés connu avoit osé avancer, dans un endroit des plus distingués, que ces Eaux contenoient de l'Arsenic & que c'étoit de ce poison qu'elles tiroient leur qualité purgative; je ne puis me dispenser d'ajouter encore quelque chose, pour réfuter cette imputation qui n'a absolument aucun fondement. C'est malheureusement un défaut très commun parmi les Médecins, qu'ils se précipitent presque toujours dans les jugemens qu'ils portent, tant sur les maladies, que sur le bon ou le mauvais effet des remèdes qu'on y emploie : par où ils font dans l'esprit de tout le monde un très grand tort tant à leur Profession même, qu'à leur propre réputation. Mais je puis bien avouer franchement, que jamais il ne me seroit venu dans l'esprit, qu'un homme qui fait profession d'entendre la Médecine & qui l'exerce, pût tomber dans une erreur aussi grossière & aussi impardonnable, que celle de prétendre qu'il y a de l'Arsenic dans ces Eaux. Car 1. La Terre même ne produit de l'Arsenic nulle part; mais c'eſt une choſe connüe que ce poiſon eſt une production de l'Art & qu'on le tire du *Cobalt*, ou de la Mine de Cuivre, par la violence du feu, à meſure qu'on fait le Bleu. Ainſi comment voudroit on que nôtre Source le tirât de la Terre ? 2. C'eſt encore une choſe qu'on ſait, que les Eaux qui ſe trouvent dans les endroits où le cobalt ſort ne ſont ni venimeuſes ni purgatives, & par conſequent quand même nos Eaux couleroient par une ſemblable Mine elles n'en ſeroient point pour cela empoiſonneés & n'en tireroient point leur vertu purgative. Ajoutés 3. à cela, qu'on ne trouve pas même dans les environs de Töplitz, ni dans tout le voiſinage de nôtre Source amère la moindre apparence de Cobalt. Diſons enfin 4. que l'Arſenic étant le plus fort de tous les poiſons & le plus mortel, il ſuffiroit que nos Eaux en euſſent la plus legère teinture pour que l'uſage en fût ſuivi de la mort. Mais ſuppoſé qu'on ne ſut pas en faire l'Analiſe, pour ſavoir ce qu'elles cootiennent & de quoi elles ſont capables ; l'expérience journalière ne prouve-t-elle pas, qu'elles ne ſont point malfaiſantes, mais qu'au contraire

traire elles produisent des effets très salutaires ? Je voudrois donc §. bien savoir , comment & sur quel fondement on voudroit prouver *à priori*, par des expériences faites sur ces Eaux, qu'elles contiennent de l'Arsenic , ou seulement une substance qui en approche ? car je suis pleinement persuadé , que la chose n'est pas possible. Si l'on prétendoit trouver cette preuve dans leur vertu purgative même, il faudroit dire aussi, par la même raison , que les Eaux de Carlsbad, celles d'Eger, le Sel d'Epson & la Magnésie contiennent aussi de l'Arsenic ; ce qui est cependant absurde & également contraire à la vérité , à la raison & à l'expérience. Comme donc ces imputations sont entièrement destituées de fondement & même de vraisemblance , on n'y doit faire aucune attention ; mais plutôt s'en tenir & s'en raporter pleinement au témoignage irrefragable de l'expérience : laquelle, pendant le peu de tems qu'il y a que ces Eaux sont connues, a abondamment fait voir par les effets qu'elles ont produit chés une infinité de personnes qui en ont bu en divers endroits , que non seulement ces Eaux ne font aucun mal , mais que bien loin delà elles sont d'un excellent usage & un moien de Santé des plus recherchables. C'est pourquoi je finis en souhaittant de tout mon cœur, que l'usage de ces Eaux salutaires devienne de plus en plus commun pour la Gloire de Dieu & pour la conservation & le rétablissement de la Santé de plusieurs milliers de personnes !

* * * *

Le Sieur JEAN CHRIST, *Imprimeur & Libraire à Basle avertit le Public, qu'on trouve chés lui toutte l'année l'Eau amère & purgative de Sédlitz fraiche, aussi bien que le Sel; & il assure en même tems que cette Eau & le Sel sont très véritables, qu'il tire de la source même, ainsi que les attestations du Magistrat du lieu & des personnes, qui en sont chargées, le prouvent suffisamment.*

www.ingramcontent.com/pod-product-compliance
Ingram Content Group UK Ltd.
Pitfield, Milton Keynes, MK11 3LW, UK
UKHW020937180726
13838UKWH00003B/1003